DE

LA DOCTRINE THÉRAPEUTIQUE

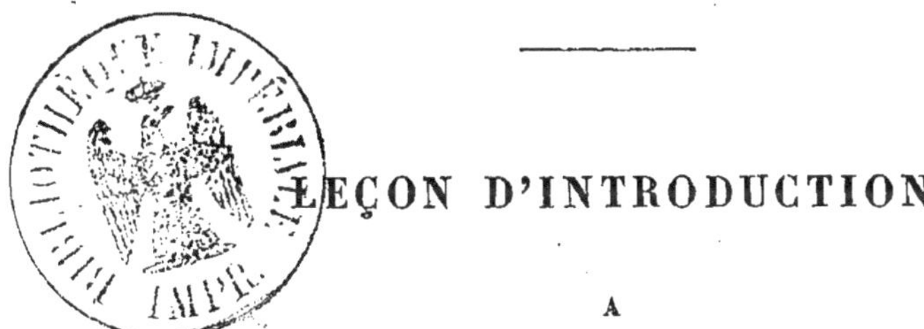

LEÇON D'INTRODUCTION

A

UN COURS DE CLINIQUE MÉDICALE

PAR

NOËL GUENEAU DE MUSSY

MÉDECIN DE L'HOTEL-DIEU.

PARIS

TYPOGRAPHIE DE HENRI PLON,

IMPRIMEUR DE L'EMPEREUR,

RUE GARANCIÈRE, 8.

1863

LA DOCTRINE THÉRAPEUTIQUE.

LEÇON D'INTRODUCTION

A UN COURS DE CLINIQUE MÉDICALE.

(AVRIL 1863.)

Il y a quatre ans, alors que j'avais l'honneur de suppléer à l'Hôtel-Dieu M. le professeur Rostan, j'ai exposé sommairement les principes de la doctrine vitaliste telle que je la conçois. J'ai essayé de vous la montrer embrassant en les fécondant toutes les découvertes de la science moderne, donnant à toutes les connaissances acquises par le travail des siècles un lien et une signification qu'on chercherait vainement en dehors de cette doctrine. Je veux aujourd'hui vous en montrer les applications à la médecine pratique, et je consacrerai cette leçon à la doctrine thérapeutique.

La thérapeutique (de ϑεραπεύω, je soigne) est l'art de soigner les malades, de les diriger à travers les phases de la maladie vers la solution la meilleure possible ; de les conduire à la guérison, si on peut l'obtenir, tout au moins d'adoucir leurs souffrances et de prolonger la lutte. Tel est évidemment le but final de toutes vos études ; toutes les autres branches des sciences médicales n'en sont que l'introduction et comme le préambule. Si vous apprenez à connaître l'homme dans sa structure organique, dans son évolution, dans ses rapports avec le monde extérieur, dans ses modalités physiologiques et pathologiques, e'est pour arriver à le soigner quand il est malade. Voilà notre mission, qu'un vain intérêt de curiosité scientifique ne doit jamais nous faire perdre de vue. Prétendre, comme on l'a fait, que la médecine n'est qu'une branche de l'histoire naturelle, c'est la rabaisser, c'est en méconnaître la destination. La science est le moyen, l'art est le but.

Je ne comprends pas davantage cette antithèse, cette opposition qu'on a quelquefois établie entre l'art et la science. Il n'y a entre ces deux termes aucune opposition véritable : la *science* de l'homme malade ne trouve sa signification et sa dignité que dans l'*art* de guérir. Quelle science vide et stérile, en effet, que celle qui se contenterait d'enregistrer et de classer les faits pathologiques sans en tirer aucune application au soulagement de l'homme souffrant, et qui ferait collection des misères humaines, comme on fait collection de plantes et d'insectes! D'une autre part, l'art n'est point un aveugle empirisme, un produit spontané de l'imagination mise en jeu par une sorte d'illumination, c'est l'application au traitement des malades de toutes les connaissances qu'on a pu acquérir sur l'homme et sur le monde au sein duquel il est placé. C'est ainsi que l'art s'appuie sur la science qu'il ennoblit.

Cette solidarité entre l'art et la science n'est pas un fait qui appartienne exclusivement à la médecine. Dans tous les arts, il y a une partie dogmatique et une partie technique. Le peintre, par exemple, ne doit-il pas connaître la science de la perspective, celle du clair-obscur? Ne doit-il pas avoir étudié le jeu des organes locomoteurs et des attitudes, les proportions et les rapports harmoniques des différentes parties du corps humain, les changements que les passions impriment sur le miroir mobile de la physionomie? Sans doute, le grand artiste seul peut mettre en œuvre toutes ces données pour réaliser autant que possible l'idéal qu'il entrevoit; mais nul ne mérite le nom d'artiste s'il ne possède toutes ces connaissances.

Ainsi donc, je le répète, sans l'art, la connaissance de l'homme malade n'est que le vain objet d'une curiosité stérile; sans la science, l'art est impossible, car je ne puis donner ce nom aux grossiers tâtonnements de l'empirisme.

Je ne me donne pas pour mission de vous enseigner la science médicale, c'est sur le terrain de l'art que je veux vous conduire; mais je dois vous dire d'abord quels sont les principes fondamentaux, essentiels, qui doivent diriger dans la pratique de l'art et qui en éclairent les voies. Je me contenterai de vous les énoncer sans entrer dans toutes les discussions qu'ils soulèvent, mais qui déborderaient le cadre dans lequel je veux me renfermer.

Le principe fondamental de toute physiologie comme de toute médecine, est celui-ci : la vie est la manifestation d'une force distincte des forces physico-chimiques, et à laquelle ces dernières sont harmoniquement subordonnées dans l'organisme vivant. J'ai étudié ailleurs les rapports de ces deux ordres de forces, je n'y reviendrai pas ici.

Toute force a ses lois et son but final; le but final de la vie, c'est la conservation de l'individu et de l'espèce, ou de l'espèce par l'individu; tous les actes organiques (je ne parle pas des actes intellectuels et moraux, dont la destination est placée au-dessus du monde de l'espace), tous les actes organiques, dis-je, convergent vers ce double but : la réalisation par évolution et par nutrition d'un type qui se perpétue à travers les changements incessants des éléments matériels qui le constituent, par le renouvellement des parties intégrantes dans l'individu et des individus dans l'espèce.

Cette conservation du type organique s'accomplit à l'aide de deux grands actes :

1° Organisation ou production de matière organique destinée à former ou à réparer les instruments de la vie;

2° Élimination des matériaux que la vie a usés, et qui sont devenus impropres à lui servir d'instruments.

Ce double mouvement distingue et sépare profondément les êtres organisés du monde inorganique. Dans ce dernier, la persistance des individus dépend de la persistance de leurs éléments constituants. Ce double mouvement représente et résume toute la vie organique.

L'acte d'organisation dont je viens de parler, et dans l'intimité duquel il ne nous est pas donné de pénétrer, présente un caractère essentiel, sur lequel je veux appeler votre attention; il traverse des phases successives de formation, de développement, de maturité et de déchéance, série d'évolutions que nous retrouvons dans tous les éléments constituants de l'organisme et dans tous les agrégats organisés; tous ont une durée limitée dans le temps, et tous parcourent des périodes déterminées entre ces deux termes extrêmes, la naissance et la mort. Depuis la cellule primordiale jusqu'à ces grandes agglomérations sociales qui font les nations, tout ce qui vit subit cette loi.

Si le but final de la vie est la conservation de l'organisme pendant un temps limité, la force vitale doit toujours manifester avec plus ou moins d'énergie sa tendance vers ce but à travers tous les obstacles qui souvent en troublent l'action; eh bien, c'est ce qui se révèle à nous dans la maladie : comme toute force, la force vitale tend vers son but final par des efforts incessants, et quand je dis *tend*, je ne prends pas ce mot dans le sens de l'école stahlienne, et je n'attribue pas à cette force l'intelligence et la conscience de ses actes, pas plus que je n'en suppose dans l'agrégat inorganique qui obéit aux lois de la pesanteur. Elle y tend parce que c'est une loi de sa nature, et si une autre force s'oppose à cette tendance, l'entraîne hors de sa direction normale, il y a conflit, lutte, et alors peut naître la maladie. Je dis que la maladie peut naître, car toute lutte n'est pas la maladie, mais dans la maladie il y a toujours lutte entre la force vitale qui tend vers son but et l'obstacle qui trouble ses actes.

De cette lutte résulte alors une manière d'être nouvelle, une modalité passagère ou persistante de la vie. Cette modalité parcourra toutes les phases qui, comme nous l'avons dit, caractérisent les actes vitaux; c'est-à-dire qu'après qu'elle a été, suivant l'ingénieuse expression de M. Pidoux, préparée dans l'organisme par une sorte d'imprégnation, on la voit naître, se développer, arriver à son apogée, pour décroître ensuite, si l'organisme doit sortir triomphant de la lutte, ou bien aboutir à des troubles incompatibles avec la vie qui amènent sa destruction, ou bien encore rester stationnaire, constituer une sorte d'équilibre instable, incomplet, qui n'est pas la santé absolue, sans être la maladie active, menaçante. En réunissant toutes ces données, nous avons la notion complète de la maladie, que j'ai définie : une évolution d'actes anomaux, résultat et manifestation d'un conflit entre l'organisme vivant et une cause qui en trouble l'harmonie fonctionnelle.

Cette définition, que j'ai eu le plaisir de voir adoptée et reproduite, à quelques nuances près, par mon excellent ami le docteur Chauffard, dans son beau *Traité de pathologie générale*, diffère profondément des définitions données par l'école organicienne. Je l'ai commentée et discutée ailleurs, je ne reviendrai pas sur cette discussion. Arrêtons-nous un moment sur une des conséquences des principes que je viens d'exposer ; si la force vitale conserve au milieu des troubles morbides une tendance incessante vers son but final, c'est elle qui guérit ; ἡ φύσις ἰάτρει. Vérité si simple, qu'il semble presque inutile de la rappeler, mais si importante en même temps, qu'elle est le fondement de la thérapeutique, et que le médecin ne doit jamais la perdre de vue.

Si la nature ne guérit pas toujours, toujours au moins elle tend vers la guérison ; elle cherche à réaliser sa destination, qui est la conservation de l'organisme pendant un temps limité, ou, en d'autres termes, elle résiste à la destruction, *elle lutte*, à moins qu'elle ne soit foudroyée d'emblée par la violence de l'affection, qu'elle ne soit condamnée à l'impuissance par des lésions très-graves et très-étendues d'organes indispensables à son action. Ainsi, qu'un vaste épanchement hémorrhagique laboure au loin les centres nerveux, si surtout il atteint cette partie que Lorry et après lui M. Flourens ont désignée sous le nom de nœud vital, la mort peut survenir très-rapidement, sans phénomènes réactionnels.

Pour mieux faire comprendre cette intervention nécessaire de la nature dans l'acte de la guérison, prenons quelques exemples simples où l'œil puisse suivre en quelque sorte le procédé vital ; supposons une lésion traumatique de la peau : les parties sousjacentes privées de leur enveloppe protectrice, les extrémités nerveuses et vasculaires interrompues subissent une incitation anomale ; elles vont accomplir des actes nouveaux, *elles réagissent* (le mot est consacré par l'usage). De cette réaction sort un produit nouveau qui va réparer autant que possible la perte de substance, et placer les organes dénudés dans des conditions qui permettent le rétablissement de leurs fonctions.

Cette réaction n'est pas renfermée dans les limites de l'organe lésé; elle retentit dans tout l'organisme. Tout se tient dans l'être vivant, et, suivant la remarque de Bordeu, si bien développée par M. Pidoux, si chaque grande fonction a son foyer dans un appareil organique déterminé qui lui sert d'instrument, d'*organe exécutif*, elle a ses racines dans l'économie tout entière; *tout est sympathie , tout est harmonie*. De même, dans les fonctions accidentelles, l'organisme entier entre en action , et si la plaie est étendue, la fièvre qui s'allume témoigne de ce *consensus*.

Dans le cas que nous avons choisi, l'action médicatrice de la nature n'est niée par personne; mais, dira-t-on, où la trouverons-nous dans ces maladies qui marchent presque inévitablement vers une terminaison fatale , comme le cancer et le tubercule ?

Dans la tuberculisation, ne voyons-nous pas tous les jours le produit morbide éliminé au dehors après s'être ramolli, d'autres fois se transformer en une masse crétacée, se momifier en quelque sorte, et devenir inoffensif pour les tissus qui l'environnent? Dans quelques cas, un kyste isolant l'entoure et tend à le séparer de ces tissus. Alors, si la cause pathogénique suspend son action, le malade peut revenir à une santé plus ou moins complète, suivant que cette action aura été plus ou moins profonde, plus ou moins étendue. Dans beaucoup de cas , ce ne sera qu'une trêve ; mais cette trêve , qui permet souvent l'heureuse intervention de notre art pour en prolonger la durée , est due aux efforts conservateurs de la nature , et témoigne de sa tendance vers la guérison.

Bien plus rarement on a vu des tumeurs cancéreuses tomber en gangrène, et leur entière élimination faire place à un travail réparateur qui aboutit à une cicatrice, et amène une guérison définitive.

Dans tous les cas, si la nature ne guérit pas, elle réagit; si elle ne triomphe pas, elle lutte. L'observation de cette lutte avait conduit un des chirurgiens les plus distingués de notre époque, mon regrettable ami Amédée Bonnet, à conseiller une médication générale tonique après l'ablation des tumeurs cancéreuses ; il espérait diminuer ainsi les chances de récidive, et

armer en quelque sorte l'organisme contre les nouvelles atta-
ques de son redoutable ennemi.

Ainsi donc, la guérison doit être attribuée à la nature, suivant l'expression hippocratique, et elle est une manifestation
d'une des lois essentielles de la vie, de cette loi qui fait que
l'organisme conserve et reproduit son type fondamental à travers les changements continuels de ses éléments. Mais comment
s'accomplit cette guérison? que se passe-t-il dans l'organisme
quand elle a lieu? Nous allons voir qu'elle peut être expliquée,
au moins dans un très-grand nombre de cas, par ces deux grands
procédés qui représentent le mouvement régulier de la vie :
l'organisation et l'élimination.

S'il est incontestable que tout phénomène matériel se traduit
en mouvement, tout acte morbide doit aboutir à un mouvement anomal des éléments du corps vivant. Ce mouvement
anomal devient souvent appréciable à nos sens dans les lésions
qu'il laisse à sa suite. A mesure que nos moyens d'investigation
deviennent plus parfaits, les maladies sans lésions sont moins
nombreuses, nous pouvons même soupçonner celles-ci là où
nous ne pouvons les saisir. Mais restons dans le domaine des
faits observables, et voyons comment dans les maladies qui al-
tèrent d'une manière évidente la structure organique, la nature
répare ces altérations liées au travail morbide.

Quand un organe a subi l'impression d'une action morbide,
tantôt cette impression n'a altéré que légèrement les conditions
normales des tissus; tantôt elle a été plus profonde et elle a
amené dans la texture organique des changements considéra-
bles; très-souvent des produits nouveaux y ont été déposés;
quelquefois des corps étrangers venus de l'extérieur ont pu y
pénétrer. Quels que soient le mode, la forme, le degré de ces lésions, quand l'équilibre hygique se rétablit, c'est par l'inter-
médiaire inévitable de ces deux procédés.

S'il s'agit d'une lésion superficielle, l'activité vitale reprendra
son cours normal; l'absorption s'emparera des produits épan-
chés pour les faire rentrer dans le fonds commun des éléments
nutritifs ou pour les conduire au dehors par la voie des émonc-
toires, suivant qu'ils seront ou qu'ils ne seront pas propres à
alimenter le travail de la nutrition.

Si l'altération du tissu est telle qu'il ne puisse plus servir d'instrument à la force vitale, il ne peut plus séjourner dans l'organisme, il lui est devenu étranger, il faut qu'il soit rejeté hors de son sein. Sur les limites où son action s'arrête, la vie élève comme une barrière qui isole de ce contact hostile les tissus vivants. Ce n'est pas tout : un merveilleux travail favorise l'élimination du produit morbide ; des liquides sécrétés par les parties voisines en dissocient les éléments ; ceux qui peuvent être absorbés subissent l'action des vaisseaux ; la plus grande partie est conduite au dehors par un mécanisme sur lequel je reviendrai plus tard.

Si, comme cela a lieu le plus souvent, le trouble de nutrition donne lieu à des productions nouvelles, là encore nous nous trouvons en face de ce dilemme : ces produits, dont je ne veux pas discuter la formation par blastème organisable ou par génération cellulaire, sont-ils assimilables ? alors ils sont comme conquis par l'organisme pour entrer dans le cercle de la vie, dans le consensus des organes. Ou bien sont-ils réfractaires à cette action assimilatrice ? pour que la guérison s'opère, ils doivent être éliminés.

Si, en vertu de leur nature, ces produits morbides peuvent rester dans les tissus sans en troubler gravement les fonctions, si leur expulsion au dehors n'est pas une condition du retour à l'équilibre physiologique, l'organisme les isolera de la sphère de la vie ; tout en les souffrant dans son sein, il leur abandonnera le terrain qu'ils occupent, mais il limitera ce terrain, il l'entourera d'une barrière isolante, ou, pour parler le langage de la pathologie, il l'enkystera.

Tel est, esquissé à traits rapides, le rôle de la vie dans la guérison des maladies ; quel doit être le rôle du médecin ? Le médecin, pénétré des principes que je viens d'exposer, suit d'un œil vigilant cette lutte entre l'organisme et la cause qui en trouble l'harmonie fonctionnelle ; il en reconnaît le terrain, il s'enquiert des ressources que la nature y apporte ; il s'abstient d'intervenir par une médication active et perturbatrice, quand il voit que cette nature suffit à sa tâche, il se contente d'écarter, autant que possible, les complications et les obstacles qui peuvent la troubler, et lorsque, au contraire, elle défaille, lorsqu'elle est impuissante à conduire à bonne fin son œuvre réparatrice, il la soutient, il la relève ; parfois il se substitue à elle en l'imitant, et cherche à la ramener à sa direction normale, se servant le plus souvent des procédés qu'elle lui a elle-même enseignés.

Ainsi toujours, alors même qu'il combat contre elle, il la prend pour auxiliaire ; il ne peut se passer de son assistance et de son concours ; en un mot, suivant la belle expression de Baglivi, *il est son ministre et son interprète.* Il n'a pas la prétention de détruire la maladie comme on tue des parasites, et il n'oublie jamais que la maladie est une modalité dont le substratum est le malade. Il ne croit pas non plus qu'on puisse la neutraliser comme une substance toxique à l'aide d'une réaction chimique : un poison peut devenir la cause occasionnelle d'une maladie ; mais les phénomènes physico-chimiques ne sont que les manifestations extérieures des actes vitaux.

Le médecin n'est pas un empirique qui va au hasard sans règles et sans principes, un chercheur de spécifiques ; il s'appuie sur la ferme base des doctrines, et il déduit sa conduite des principes si simples que j'ai exposés plus haut. Il écoute la nature, il l'interroge, et il marche dans la voie qu'elle lui indique ; en un mot, il cherche les *indications :* ce mot résume toute la médecine pratique.

Poser des indications, c'est tirer de l'état morbide des signes qui puissent faire présager la marche de la maladie, et montrer au médecin la route qu'il doit suivre ; c'est établir sur l'appréciation des symptômes les fondements du pronostic et du traitement. Nous voilà donc, vous le voyez, revenus à la prognose d'Hippocrate, mais à une prognose éclairée par le travail des siècles.

La détermination des indications constitue ce que j'appellerai le *diagnostic médical*, distinct du *diagnostic pathologique*, qui cherche à déterminer le siége des localisations morbides, et l'espèce nosologique à laquelle on doit rapporter la maladie qu'on a sous les yeux.

Je vais passer succinctement en revue les principales circonstances que le médecin doit étudier et connaître pour en faire sortir des indications et arriver à la solution du problème clinique.

1° *Etat des forces.* — Si la maladie est une lutte, il convient d'apprécier, avant tout, les ressources que l'organisme y apporte, les forces, la résistance vitale. C'est une indication qui prime toutes les autres, qui décidera dans beaucoup de cas du choix du traitement et surtout du régime, si souvent la plus excellente des médications, comme l'appelait Celse : *Medicamentum optimum cibus opportunus.*

Les anciens, qui avaient bien saisi l'importance de cette indication, avaient établi une judicieuse distinction entre la *dépression* et l'oppression des forces, entre leur perte réelle, la faiblesse véritable, et cet état particulier où les forces, sans être abolies, sont cependant comprimées par un obstacle qui s'oppose à leur libre expansion. Cette distinction était principalement fondée sur les caractères du pouls. C'est ainsi que dans certains états congestifs du poumon, le trouble de la circulation pulmonaire retentissant sur la circulation générale, le pouls se concentre, s'amoindrit, et fournirait une indication trompeuse sur l'état des forces si on s'en rapportait à ce seul symptôme. C'est dans ce cas qu'on voit, sous l'influence d'une saignée, l'énergie de la pulsation artérielle se relever et se développer aussitôt que disparait la cause qui l'avait *opprimée.* On peut encore rattacher à cette modalité morbide certains états névropathiques dans lesquels la faiblesse en apparence la plus profonde disparaît en un instant sous l'influence d'une émotion morale. Quand il y a une véritable dépression des forces, leur réparation n'est pas instantanée ; souvent elle exige l'emploi prolongé des modificateurs hygiéniques et thérapeutiques.

L'état de la circulation, ce centre de la vie organique, selon l'expression de Burdach, a toujours été regardé comme la meilleure mesure de la résistance vitale, et c'est par l'observation du pouls qu'on a cherché à déterminer le degré des forces. Mais bien des circonstances peuvent introduire des causes d'erreur dans cette appréciation. L'induration des tuniques artérielles, si fréquente dans la vieillesse, commune chez les rhumatisants ou chez les sujets adonnés aux excès alcooliques, la tension de ces mêmes parois, l'hypertrophie des ventricules, l'exagération passagère de leur action, peuvent donner au pouls une résistance qui n'est pas en rapport avec l'état des forces. Il peut arriver encore que celles-ci , atteintes dans leur source, déprimées dans l'ensemble de l'organisme, se concentrent en quelque sorte dans le cœur, et l'excitation circulatoire qui se manifeste alors masque leur dépression. C'est ainsi que le pouls semble quelquefois se relever dans les suprêmes efforts de l'agonie.

Nous ne reviendrons pas sur ce que nous avons dit plus haut de l'oppression des forces et des modifications qu'elle peut apporter à la circulation.

Convaincu de l'incertitude des signes fournis par le pouls pour mesurer les forces, le professeur Stokes (de Dublin) a cru trouver dans l'auscultation du cœur des indications plus précises. Pour lui la diminution de l'impulsion, la faiblesse des deux bruits avec prédominance du second, caractérisent dans les fièvres la dépression des forces et commandent l'emploi des toniques. Sans contester la valeur de ce signe, je crois qu'il ne met pas à l'abri des erreurs qui résultent des lésions cardiaques.

Je crois en avoir trouvé un meilleur, en comparant l'état du pouls dans le décubitus horizontal et dans la position assise. Tel pouls, qui paraît assez plein et développé lorsque le malade est étendu, si on le fait asseoir, change subitement de caractère : il se déprime, file sous le doigt, peut devenir presque insensible ; il semble alors que les forces, qui s'étaient comme concentrées dans le système circulatoire, soient distraites et dépensées par les contractions musculaires et l'effort que rend nécessaire la position assise ; la faiblesse, qui se cachait sous l'excitation, est alors démasquée. Ce signe m'a été très-utile dans les maladies aiguës et m'a conduit plus d'une fois à prescrire avec succès les toniques dans des cas où un examen superficiel aurait pu suggérer une médication tout opposée.

Mais il n'a pas la même valeur dans les affections chroniques. Dans les névroses, par exemple, les caractères de la circulation traduisent souvent d'une manière très-inexacte l'état réel des forces. J'ai vu des hystériques qui, après avoir passé toute une journée dans un état demi-syncopal, avec un pouls d'une faiblesse extrême, quittaient leur lit pour aller au bal, dansaient toute la nuit et en sortaient avec des forces nouvelles.

2° Après l'état des forces, il faut apprécier ce que j'appellerai les *modalités constitutionnelles physiologiques*. Le tempérament, l'âge, impriment aux maladies un cachet particulier et peuvent commander certaines modifications dans le régime. Ainsi, chez les enfants, le travail nutritif étant très-actif, la diète est mal supportée ; les traitements débilitants doivent être employés chez eux avec une grande réserve. Par des motifs opposés, ce précepte est également applicable aux vieillards, aux sujets faibles et nerveux, chez qui la réparation est lente et difficile.

Les tempéraments, ces différentes nuances de l'équilibre organique, de même qu'ils entraînent certaines aptitudes morbides, peuvent commander certaines préférences dans le choix des moyens thérapeutiques. On en peut dire autant du sexe.

Le climat, la saison, *ce climat passager*, fournissent aussi des indications. Ainsi, par exemple, dans les saisons chaudes, dans les climats méridionaux, le régime du malade, comme la nourriture de l'homme sain, pourra être plus restreint que dans les saisons ou dans les contrées froides. Dans les soins de la convalescence, dans l'emploi de certaines médications, il faut tenir compte des conditions atmosphériques. Les habitudes hygiéniques doivent aussi être prises en considération : Hippocrate a sagement insisté sur ce point en traitant du régime dans les maladies ; il remarque ailleurs que les bains, souvent utiles dans la pneumonie, doivent surtout être prescrits à ceux qui en font, dans l'état de santé, un fréquent usage.

3° Les *modalités constitutionnelles morbides* forment une troisième source d'indications. Je désigne sous ce nom les prédispositions diathésiques et les diathèses confirmées, qui ont presque toujours leur origine dans l'hérédité ; aussi c'est dans les conditions héréditaires qu'il faut souvent les aller chercher, sans négliger les caractères organiques qui peuvent les manifester ou les faire prévoir. Ainsi, chez l'enfant d'un tuberculeux, vous ne traiterez pas une coqueluche, une rougeole, une simple bronchite comme vous le feriez chez un enfant de race robuste ; vous combattrez plus énergiquement l'affection des organes thoraciques, vous serez plus sévères dans les précautions dont vous entourerez la convalescence, surtout si cet enfant présente les signes d'une faiblesse congénitale de l'appareil respiratoire, s'il porte l'empreinte de la scrofule, à plus forte raison s'il est sujet aux congestions broncho-pulmonaires ; vous savez qu'il y a là un germe diathésique, dont la faiblesse de l'organisme favorise l'évolution, dont le poumon est un des siéges d'élection ; et en même temps que vous soutiendrez les forces, vous éloignerez, vous abrégerez, vous atténuerez autant que possible les incitations morbides dirigées sur les organes de la respiration.

Une pneumonie développée chez une chlorotique, chez un scrofuleux, devra être traitée tout autrement que la même maladie éclatant au milieu d'une santé irréprochable, chez un sujet vigoureux. A côté des prédispositions diathésiques, il y a certaines prédispositions individuelles qu'il faut connaître. Chez certaines personnes, tous les coryzas aboutissent à une bronchite quand ils sont négligés. D'autres sont sujettes aux pleuropneumonies : une bronchite, une pleurodynie, chez elles, doivent être combattues d'une manière active.

Certaines habitudes morbides sont entrées dans les conditions de l'équilibre vital ; elles ne sont pas supprimées impunément ; il faut les respecter, car leur suppression est quelquefois suivie d'autres maladies plus dangereuses. Dans ce cas, il faut tâcher de les rappeler. C'est ainsi qu'on voit quelquefois des catarrhes des bronches ou de l'intestin succéder à la guérison de dartres cutanées. La disparition d'une sueur habituelle, d'un flux hémorrhoïdal très-ancien, peut entraîner ou du moins précéder des troubles graves de la santé. J'ai vu une pneumonie compliquée de péricardite, suivre, chez une femme de race goutteuse, la suspension d'une diarrhée fort ancienne et qui ne l'empêchait pas d'offrir tous les attributs d'une brillante et robuste santé. Après la guérison, la diarrhée a repris son cours ; sans être continuelle, elle survient plusieurs fois par semaine ; et chez cette personne, arrivée à un âge avancé, les forces et la nutrition n'ont subi aucune altération. J'ai cité ailleurs l'observation d'une dame chez laquelle une diarrhée grave et opiniâtre survint après la guérison d'un eczéma ancien, et ne s'arrêta que quand l'eczéma reparut.

Chez les sujets qui ont eu pendant longtemps des fièvres intermittentes, les maladies ultérieures sont quelquefois compliquées ou suivies d'accidents intermittents. Il peut y avoir là encore une indication à remplir, c'est un point de l'histoire des habitudes morbides : histoire si intéressante pour le pathologiste, si importante à connaître pour le médecin.

Jusqu'à présent, toutes nos indications ont été tirées du *malade ;* la *maladie* nous en fournira à son tour.

4° Il faut reconnaître d'abord la forme générale de la maladie, ce qu'on peut appeler son mode pathologique. Sans prétendre donner une classification de ces formes morbides, j'indiquerai celles qui me paraissent les mieux déterminées et les plus importantes au point de vue des indications thérapeutiques.

I. Nous admettons en premier lieu un mode *fluxionnaire.* L'incitation morbide est mobile; au lieu de se localiser dans une partie limitée de l'organisme, elle se dissémine simultanément sur plusieurs points, ou se porte facilement d'un point à un autre qui ne lui est pas contigu. Cette mobilité de l'incitation morbide est importante à apprécier, surtout quand elle peut se diriger sur des organes essentiels à la vie. C'est ainsi que dans la rougeole vous surveillerez attentivement les organes respiratoires et vous éloignerez du malade toutes les circonstances qui pourraient augmenter la stimulation morbide dont ils sont le siége. De même, dans le rhumatisme, connaissant les dangers presque insurmontables d'une fluxion rhumatismale sur le cerveau, vous vous abstiendrez des médications qui stimulent les centres nerveux et peuvent y appeler l'incitation morbide. J'emploie ici, je le sais, le terme fluxion dans un sens plus restreint que celui qui lui est accordé habituellement, mais j'ai mieux aimé limiter l'acception d'un mot connu que d'en inventer un nouveau pour représenter un fait pathologique d'une observation aussi vulgaire.

II. L'incitation morbide, qu'elle soit fixe ou mobile, amène souvent des modifications circulatoires dans l'organe qui en est le siége : le sang peut y affluer, s'y accumuler, la circulation s'y ralentir ou s'y arrêter momentanément; c'est le *mode congestif.*

III. Dans d'autres circonstances, un travail nutritif anomal va succéder à ce trouble du mouvement circulatoire : des produits nouveaux en sont la conséquence, plus ou moins différents des produits normaux de la nutrition ; tantôt c'est un blastème organisable ; tantôt ce sont des liquides séreux que l'absorption

peut faire disparaître, ou du pus qui presque toujours se fraye
une issue au dehors ; tels sont les principaux caractères du
mode inflammatoire, qui domine ou complique un grand nombre de maladies, surtout de maladies aiguës. L'importance de
son rôle, la fréquence des cas dans lesquels il se manifeste, ont
suscité tout un ordre de modificateurs thérapeutiques destinés
à le combattre, et qu'on a désignés sous le nom d'*antiphlo-
gistiques.* Ces moyens varient dans leur mode d'action et doivent être employés plus ou moins activement, suivant l'intensité,
la marche, le siége, les tendances du travail inflammatoire,
l'état général des forces, le degré de la réaction générale qui
l'accompagne.

Il y a toute une classe de maladies dans lesquelles le mode
inflammatoire domine, il les caractérise et en est l'élément prin-
cipal, ce sont les phlegmasies ; dans d'autres, il ne joue qu'un
rôle très-secondaire, et les indications qu'il pourrait fournir
sont primées par celles qui ressortent des autres caractères de
la maladie. Ainsi, la pneumonie, l'angine, sont des phlegmasies,
et on ne rangera pas dans la même classe la variole, la fièvre
typhoïde, bien que les lésions locales qui accompagnent ces fièvres présentent les signes distinctifs du mode inflammatoire.
C'est la confusion de l'inflammation et de la phlegmasie qui a
produit tant de discussions stériles sur la nature et le traitement d'un grand nombre de maladies.

IV. La congestion peut aboutir à la rupture des vaisseaux,
à l'extravasation du sang : c'est le *mode hémorrhagique.*

V. Si la dépression des forces domine les autres phénomènes
de la maladie, elle peut être considérée comme constituant un
mode pathologique distinct : c'est le mode adynamique.

VI. A côté de l'adynamie nous rangerons la putridité, qui lui
est souvent connexe ; altération et dissolution du sang, tendance
à la gangrène, aux hémorrhagies, tels en sont les signes carac-
téristiques.

VII. Nous appelons ataxie cet état dans lequel l'harmonie
des actes morbides semble détruite, et au milieu de leur incohé-
rence domine le trouble des fonctions nerveuses.

VIII. Ne pourrait-on pas admettre aussi un mode nerveux qui comprendrait ces états morbides si nombreux et si variés, dans lesquels l'incitation pathogénique semble se localiser et s'épuiser dans le système nerveux, et qui tantôt se montrent isolément, tantôt surviennent comme complications d'autres maladies, sans qu'on observe ce désordre, ce tumulte des mouvements organiques qui constituent l'ataxie ?

Nous côtoyons ici les éléments de l'école de Montpellier, et pour ma part je suis heureux de ce rapprochement ; je crois le temps venu où ces distinctions de sectes et d'écoles doivent se fondre et disparaître dans un amour commun de la vérité ; si Montpellier peut nous emprunter plus de connaissance des détails, plus de rigueur dans l'observation des phénomènes, plus de netteté dans leur exposition, plus de science anatomique, plus de précision dans le diagnostic des localisations morbides, nous pouvons reconnaître que Montpellier a conservé mieux que nous le respect des grandes traditions et le goût des études doctrinales. Sans doute celles-ci ont plus d'une fois dégénéré en logomachies subtiles ; au lieu de diriger et d'éclairer l'observation, elles l'ont quelquefois remplacée ou même égarée. Je connais et je condamne tous ces abus. Mais il n'en est pas moins vrai que toute science doit reposer sur la base d'une doctrine, en dehors de laquelle l'esprit humain ne peut ni la fonder ni même la concevoir.

Ceux-là même, parmi les médecins, qui affichent le plus de dédain pour les questions théoriques, qui voudraient bannir la philosophie du domaine de la médecine, subissent sans s'en douter le joug d'une école philosophique qui, malgré d'énergiques et illustres protestations, exerce depuis plus d'un siècle une puissante influence sur le monde des intelligences : je veux parler de l'école sensualiste.

Le sensualisme n'est pas une doctrine nouvelle ; présentée par Protagoras sous une formule bien autrement large et profonde que celle de Hume, de Locke et de Condillac, elle avait été admirablement réfutée par Platon dans le *Théétète*. En vertu de cette loi historique qui nous montre l'esprit humain oscillant toujours d'un extrême à un autre extrême, une réaction contre les excès du dogmatisme spiritualiste prépara son triomphe au dix-huitième siècle. L'axiome : *Nihil est in intellectu quod non prius fuerit in sensu,* fut le *Credo* philosophique de cette époque. On ne peut rien y opposer de plus fort et de plus sensé que la réplique de Leibnitz : *Nisi ipse intellectus.* Les principes de toute science sont dans les lois de l'entendement humain, et il faut que les observations fournies par les sens soient comme embrassées et fécondées par l'esprit armé de ses principes innés pour produire la vérité ; tant il est faux que celle-ci soit exclusivement dans les choses, ainsi que le répète l'école sensualiste.

Pour revenir à l'Ecole de Montpellier, je n'aime pas beaucoup ce mot élément appliqué à des modalités. J'accepte encore bien moins la définition qu'en a donnée Barthez, qui les appelle des affections simples de la force vitale. Toutes les maladies sont des affections de la force vitale , et cette attribution de simplicité préjuge hypothétiquement leur nature. Certains éléments, comme l'élément bilieux, me paraissent plutôt des troubles déterminés d'un appareil organique que des modes ou des formes communes des maladies.

6° La considération des *crises* peut encore fournir des indications : le passage de la maladie à la santé peut être accompagné d'altérations fonctionnelles, d'anomalies sécrétoires, qui, si elles ne sont pas le moyen dont se sert la nature pour rétablir l'équilibre, sont les signes qui en annoncent le retour. Ainsi, une diarrhée spontanée fera quelquefois disparaître certains troubles gastriques ; ainsi, après une sueur abondante , on pourra voir cesser une affection catarrhale légère ou une douleur rhumatismale. Il est important de ne pas confondre les phénomènes critiques avec les manifestations morbides, et il faut prendre garde de les troubler par une médication intempestive. C'est ainsi que vous devrez respecter une sueur qui survient au déclin d'une pneumonie, et je craindrais alors de détourner par un purgatif la fluxion périphérique qui accompagne la résolution.

7° En parlant des diathèses, nous avons déjà fait sentir toute l'importance qu'il faut attacher à la connaissance des causes dans le traitement des maladies. Je crois que plus on avancera dans l'étude des diathèses et plus on agrandira la part de leur influence, même dans certaines affections regardées comme purement accidentelles. Mais en dehors des maladies diathésiques, la détermination des causes nous offrira encore un grand intérêt au point de vue des indications : l'inflammation consécutive à une action traumatique n'aura pas les mêmes tendances que l'inflammation de cause interne. La blennorrhagie virulente est bien différente, au point de vue de la prognose, de celle qui succède à des excès de coït, à des rapports sexuels accomplis pendant la période menstruelle, ou à l'abus de la bière. Ici nous arrivons aux causes spécifiques si importantes à connaître, que la guérison, la vie même du malade peuvent dépendre de leur détermination. Malheur au médecin qui méconnaîtrait un accès de fièvre pernicieuse ! La connaissance des conditions au milieu desquelles la fièvre s'est développée pourra, dans bien des cas, éclairer le diagnostic.

Dans les maladies aiguës, les circonstances extérieures qui concourent à leur développement leur impriment souvent un caractère particulier ; elles établissent entre celles qui se développent à la même époque, dans les mêmes localités, une sorte de parenté, une ressemblance dans leurs formes communes et dans leurs tendances, que l'on a désignées sous le nom de constitutions médicales. Ces constitutions varient ordinairement avec les saisons ; ce sont les constitutions saisonnières. Mais derrière ces variations passagères, on a cru saisir des caractères généraux, persistant pendant plusieurs années ; on a donné à ceux-ci le nom de constitutions stationnaires ; les anciens attachaient une grande valeur à ces distinctions, trop négligées aujourd'hui.

8° Enfin des indications aussi nombreuses qu'importantes seront tirées de la détermination de l'espèce morbide, dont la pathologie nous fait connaître les symptômes, la marche et la durée probable, les localisations organiques, et dont l'expérience peut nous avoir appris les convenances spéciales avec telle ou telle médication. C'est ainsi que le diagnostic d'une affection intermittente, d'origine palustre, éveille dans la pensée du médecin l'idée du quinquina.

Cette indication est tout empirique, mais l'empirisme peut réclamer dans notre art une part légitime, et si nous le con-

damnons comme principe, comme méthode générale, nous ne
prétendons pas qu'il faille repousser complétement son intervention; il ne doit pas dominer la thérapeutique, mais il en est l'auxiliaire nécessaire. C'est ainsi que les erreurs ne sont bien souvent
que la généralisation ou l'exagération d'une vérité partielle.
Nous devons marcher autant que nous le pouvons à la lu-
mière de la physiologie; elle nous fait connaître les lois de la
vie; dans ses progrès incessants, elle nous fournit chaque jour
de nouveaux et utiles renseignements sur le rôle des différents
appareils organiques, sur les conditions de leurs fonctions, sur
leur coordination harmonique et leur influence réciproque;
mais elle ne nous fait pas pénétrer dans l'intimité des phénomènes vitaux, et les limites de la science physiologique mar-
quent celles de la science médicale et de la thérapeutique.

Nous ne pouvons expliquer l'action intime des médicaments
sur la cellule vivante; bien moins encore nous pouvons prévoir,
en présence d'une substance qui n'a pas encore été expérimentée,
quelle modification elle va faire éprouver à l'organisme. C'est
ici qu'intervient l'empirisme, non pas ce grossier empirisme des
vendeurs de recettes, mais un empirisme méthodique, s'appuyant,
comme celui de Sextus et de Sérapion, sur la triple base de
l'observation, de l'induction et de l'expérimentation. La connaissance des qualités chimiques et physiques des corps, l'observation fortuite de leur action physiologique ou toxique sur
les animaux et sur l'homme, fournissent des inductions qui
nous conduisent à une expérimentation sage, prudente, rai-
sonnée, dont les règles ont été admirablement tracées par
Chomel dans son *Traité de pathologie générale*. Dans ce cas,
comme dans ceux où, en dehors de toute recherche, des actions
thérapeutiques nous sont livrées par le hasard, l'art intervient
pour étudier les conditions de cette action, et pour en déterminer l'énergie, l'opportunité, suivant les indications fournies par
le malade et par la maladie; en un mot, il en fait un de ses
instruments, et l'empirisme est à l'art véritable, qui met en
œuvre ses découvertes, ce que le fabricant de couleurs est au
peintre qui les emploie pour réaliser ses conceptions.

Le médecin ne doit pas se contenter d'examiner la maladie
en bloc, dans son ensemble, dans ses caractères nosologiques, il

en suivra le retentissement sur les différents appareils, en commençant par les systèmes circulatoire et nerveux, ces deux grands cercles qui embrassent toutes les fonctions animales ; puis il étudiera la part que prennent à l'acte morbide les grands foyers organiques, le système digestif, les différents appareils sécrétoires ; en un mot, il étudiera les différentes localisations morbides, et le rôle que joue l'organe lésé dans l'harmonie fonctionnelle.

Telle est la vraie médecine, celle dont la doctrine et la méthode ont été fondées dès l'origine de l'art, comme en témoigne ce passage d'Hippocrate, que je livre à vos méditations :

« La médecine est dès longtemps en possession d'un principe et d'une méthode qu'elle a trouvés. Avec ces guides, de nombreuses et excellentes découvertes ont été faites dans le long cours des siècles ; et le reste se découvrira si des hommes capables et instruits des découvertes anciennes les prennent pour point de départ de leurs recherches. Mais celui qui, rejetant et dédaignant le passé, tente d'autres méthodes et d'autres voies, et prétend avoir trouvé quelque chose, celui-là se trompe et trompe les autres. »

Vous voyez qu'Hippocrate lui-même ne croyait pas avoir inventé la médecine, qu'il invoquait le passé et ses traditions. Ce qui faisait, d'après son propre témoignage, la force de sa doctrine, c'est qu'elle résumait tout ce qui avait été fait avant lui ; elle s'appuyait sur l'idée de la vie et de son but final comme sur un fondement inébranlable, et embrassait tous les éléments de l'état morbide pour en tirer la science des indications.

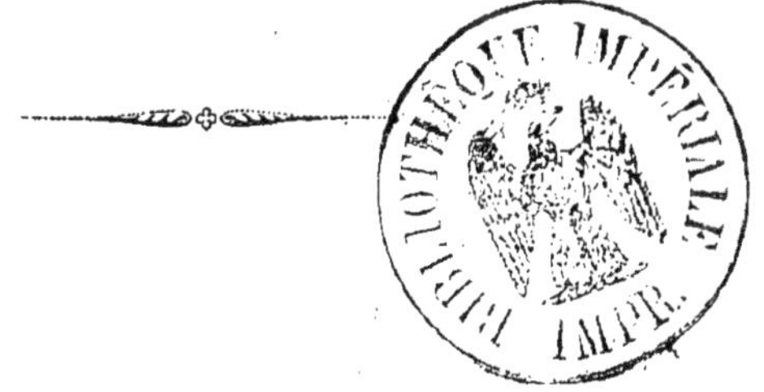

www.ingramcontent.com/pod-product-compliance
Ingram Content Group UK Ltd.
Pitfield, Milton Keynes, MK11 3LW, UK
UKHW021047120726
13693UKWH00006B/2469